# Dr. Ullrich packt aus

## "So werden Sie mit der Hochton-Frequenz-Therapie Ihre Rücken-, Gelenks-, Nervenschmerzen oder Sportverletzungen los!"

Weg mit dem Schmerz -
Das Geheimnis der
Profisportler und Kosmonauten

# 3. Auflage !

Dr.-Ing. Werner Ullrich

# Report: Die ganze Wahrheit über Hochton-Frequenz-Therapie

## Das Geheimnis der unabhängigen Schmerztherapie ohne Medikamenten-Nebenwirkungen

### 3. Ausgabe, August 2014

Herausgeber und Autor der Studie
Dr. Ullrich Medizintechnik UG (haftungsbeschränkt)
Saarower Str. 18
15526 Reichenwalde
info@ullrich-mtc.de
ullrich-mtc.de

**Haftungsausschluss und rechtliche Hinweise:** Die hierin enthaltenen Informationen stellen die Meinung des Autors aufgrund von Untersuchungsergebnissen zum Zeitpunkt der Veröffentlichung dar. Aufgrund der Geschwindigkeit, mit der sich Bedingungen ändern, behält sich der Autor das Recht zu ändern und zu aktualisieren vor. Der Bericht ist nur zu Informationszwecken verfasst. Weder der Autor, noch seine Tochtergesellschaften / Partner übernehmen Verantwortung für Fehler, Ungenauigkeiten oder Auslassungen. Jegliche Kränkungen von Personen oder Organisationen sind nicht beabsichtigt. Bei der Verwendung der Bezeichnung „Patient" sind die Patientinnen mit eingeschlossen und sollen in keiner Weise diskriminiert werden. Dieser Report ersetzt keineswegs erforderliche medizinische Beratung, Diagnostik oder Therapie. Wenn Beratung über medizinische Angelegenheiten erforderlich ist, sollten die Dienste eines Arztes oder Heilpraktikers gesucht werden. Der Text verwendet Markenbezeichnungen und wahrt dabei die Rechte der Inhaber der Marken.

# Inhalt

# Vorwort zur 3. Ausgabe

Anhaltend bleibt mein Erfolg mit dem E-Book zur Hochton-Frequenz-Therapie bei Schmerzen. Seit Erscheinen der ersten Ausgabe im September 2013 und der zweiten Auflage im Februar 2014 haben mehrere Tausend Menschen das E-Book gelesen. Das große und noch immer wachsende Interesse ergibt sich aus 5 hauptsächlichen Beweggründen der Menschen.

1. Die Anzahl der Menschen mit Schmerzen im Bewegungs- und Stützapparat nimmt zu.
2. Herkömmliche Therapie-Methoden erfüllen nicht die Erwartungen der Betroffenen oder sind mit Nebenwirkungen verbunden.
3. Der Trend geht zu Selbstbehandlungen, die fast überall und zu jeder Zeit verfügbar sind.
4. Methoden werden bevorzugt, die nicht nur den Schmerz, sondern auch deren Ursachen behandeln.
5. Patienten und Ärzte bevorzugen die Hochton-Frequenz-Therapie, da mit ihr keine Behandlungsrisiken, Gefahren oder Folgeerkrankungen zu befürchten sind.

Weiterhin erreichen mich unzählige Hinweise und Feedbacks von den Lesern, die hauptsächlich Selbst-Anwender mit WeWoThom Premium sind. Aber auch Ärzte, Heilpraktiker und Patienten, die die Hochton-Frequenz-Therapie in medizinischen Einrichtungen nutzen, geben mir wertvolle Hinweise. Somit wird es Zeit, die gewachsene Datenbasis in das Buch einfließen zu lassen. Aufgrund des dazu nötigen Zeitaufwandes kann das erst in einer der nächsten Auflagen erfolgen.

Ich danke allen Anwendern, die sich zum E-Book Inhalt gemeldet haben und hoffe, dass ich mit der jetzt vorliegenden 3. Ausgabe ebenso Feedback erhalte. Ganz besonders danke ich weiterhin Herrn Dr. Ernst, der mir mit wertvollen Hinweisen eine große Hilfe ist.

**Dr.-Ing Werner Ullrich**                                    **Reichenwalde, August 2014**

# Wie kam es zu diesem Report?

Im Frühjahr 2013 verfasste ich bereits den ersten Report über Hochton-Frequenz-Therapie, bei dem auch die ambulant nutzbare Technik berücksichtigt wurde (1). Ich musste mich darin aus Zeitgründen auf Rückenschmerzen beschränken, da ich voll in der Vorbereitung für meinen Vortrag in Jena stand. Da ich den Lesern schon in diesem Rücken-Report versprochen hatte, auch die weiteren Indikationen und deren Behandlung mit der Hochton-Frequenz-Therapie in bald folgenden Veröffentlichungen darzustellen, erfülle ich mit vorliegendem E-Book mein Versprechen. Und das schon in 3 Auflagen.
Dabei erweitere ich den Inhalt auf Schmerzen im Rücken, in den Gelenken, Nervenschmerzen, Monatsschmerzen und Sportverletzungen. Die Angaben zu Rückenschmerzen übernehme ich aus meinem ersten E-Book zu diesem Abschnitt.

Nun wird erfreulicherweise die Hochton-Frequenz-Therapie klinisch schon sehr breit eingesetzt. Von Ärzten, Physiotherapeuten, Heilpraktikern und schließlich von den Patienten selbst werden nicht nur Schmerzzustände und deren Ursachen behandelt, sondern darüber hinaus auch Stoffwechselerkrankungen, Verwundungen, Erkrankungen der Haut, des Nervensystems, des Skeletts und der inneren Organe.

Doch muss ich weiterhin registrieren, dass nicht nur unter Patienten, sondern auch bei Fachkräften der Medizin, dazu gehören Ärzte, Physiotherapeuten, Heilpraktiker und Angestellte der Krankenkassen, noch immer große Unkenntnis zur Hochton-Frequenz-Therapie vorherrscht.
Das gilt leider noch immer, obwohl bereits schätzungsweise 2,2 Mio. Behandlungen allein in Deutschland durchgeführt wurden.

Wie auch schon beim Rücken-Report, bin ich zur Erstellung dieses E-Books sehr motiviert. Schließlich geht es darum, möglichst vielen Betroffenen die interessanten Informationen zu geben und somit reale Möglichkeiten zur medikamentenfreien Schmerztherapie aufzuzeigen.

Ich habe unter dem Motto „Schmerzfrei leben" über das erste E-Book und im Internet schon viele Menschen bewegen können, entweder selbst zu besserer Lebensqualität zu finden oder dazu beizutragen, es anderen Menschen zu ermöglichen, schmerzfrei zu leben.
Seit Sommer 2014 habe ich meine Initiative „Schmerzfrei leben" zu einem kompletten Informationsprogramm erweitert. Darin werden wertvolle Informationen zu allen wesentlichen medizinischen Erkrankungen gegeben, die unser Leben bedrohen. Das sind:
1. Herz-Kreislauf-Erkrankungen
2. Krebs
3. Infektionserkrankungen
4. Schmerzen im Bewegungs- und Stützapparat.
Die Informationen bieten den Interessenten Möglichkeiten, ihre Lebensqualität zu verbessern. Dabei geht es um Methoden der Behandlung oder Prävention. Diese meistens noch unbekannten Methoden sind ohne Risiken, Gefahren oder Folgeerkrankungen. Oftmals sind sie in Selbstbehandlung anwendbar und gegenüber herkömmlichen gefahrvollen Methoden auch kostengünstiger.

In einer Welt, wo sich das medizinische Wissen alle 5 Jahre verdoppelt und somit rasant zunimmt, muss es Wissensmöglichkeiten geben. Die gegenüber dem weltweit verfügbaren medizinischen Wissen weit abgeschlagenen Leistungsangebote gesetzlicher oder privater Krankenkassen in Deutschland mit unzureichenden Behandlungsmethoden gegen die bedrohlichsten Erkrankungen reichen nicht mehr aus. Somit muss jeder Einzelne dieses enorme Defizit durch eigenen Wissenserwerb ausgleichen.

Meine Initiative „Schmerzfrei leben" bietet Interessenten eine Lösung zur Orientierung in der Fülle von Informationen. Viele Patienten sind bereits erfolgreich auf diesem Weg und genießen Lebensqualität. Ich gratuliere Ihnen, liebe Leserin, lieber Leser. Sie sind auf dem richtigen Weg zu eigenverantwortlichem Wissenserwerb. Zugewinn an Lebensqualität wird Ihr Nutzen sein.

Mit dem hier vorliegenden E-Book zu Schmerzen soll sich dieser Erfolg noch verstärken. Die Anwendung der Methode ist einfach und wirksam, sei es in medizinischen Einrichtungen oder durch Selbstbehandlung.

Lesen Sie also heute schon dieses E-Book über Hochton-Frequenz-Therapie. Ich wünsche Ihnen viel Spaß dabei. Weitere Veröffentlichungen werden folgen.

**Dr.-Ing Werner Ullrich**                                    Reichenwalde, August 2014

# Etablierung der Hochton-Frequenz-Therapie

Zwischen der ersten Erwähnung und rein theoretischen Beschreibung der Methode im Jahre 1913 und den ersten Tests an Tieren vergingen zunächst mehr als 35 Jahre. Erst mit der Verfügbarkeit der modernen Computertechnik wurde die Umsetzung der Methode in entsprechende medizinische Gerätetechnik möglich. Das erste zugelassene Medizingerät für die Behandlung von Menschen konnte dann im Jahre 1994 am Patienten erstmals eingesetzt werden, also erst 81 Jahre nach der Entdeckung!

Seit 1992 konnte ich mich selbst mit eigenen bescheidenen Beiträgen zur Hochton-Frequenz-Therapie an deren Entwicklung beteiligen. Für die Kooperation bin ich noch heute Physikern, Ingenieuren und Ärzten aus Karlsruhe, Frankfurt am Main, Sangerhausen, Langen, Finowfurt, Berlin und Bad Saarow sehr dankbar.

Gleich die ersten Einsätze bei Patienten waren erfolgreich, die Schmerzen im Rücken hatten und keine Medikamente vertrugen oder für die bei einem operativen Eingriff ein zu hohes Risiko bestand. Es handelte sich u.a. um Patienten mit Narkose-Unverträglichkeit, Wundheilungsstörungen oder etablierten Herz-Kreislauf-Erkrankungen. Bei ihnen war eine Operation nicht zu vertreten. Das Risiko wäre zu groß gewesen. Es folgten Patienten mit Gelenkschmerzen oder Nervenschmerzen. Viel später erst kamen dann meines Wissens die ersten Patienten mit Sportverletzungen hinzu.

Universitätsprofessoren, die als Mannschaftsärzte bei Profi-Clubs tätig waren, setzten Hochton-Frequenz-Therapie bei Profi-Fußballern nach Verletzungen ein und erreichten damit, dass die Ausfallzeit der Sportler wesentlich verkürzt wurde. In Fachzeitschriften wurden die Ergebnisse veröffentlicht. Wie ein Lauffeuer verbreitete sich diese Einsatzform, nachdem man die betroffenen Fußballer schon so früh wieder auf dem Rasen sah und ihr erstaunlich frühzeitiger Einsatz im Fernsehen übertragen wurde. Viele Profi-Clubs folgten denjenigen, die erfolgreich waren, und andere Sportarten schlossen sich an.

Der erstmalige Einsatz der Hochton-Frequenz-Therapie gegen Monatsschmerzen wurde von einer Patientin durch Selbstbehandlung nach kurzer telefonischer Rücksprache mit mir gestartet. Eine Patientin mit ursprünglichen Knieschmerzen fragte, ob sie das ihr so „sympathische Gerät" auch gegen Monatsschmerzen einsetzen darf. Aus meiner Sicht stand nichts dagegen, und die Patientin machte den Selbstversuch sofort nach dem Telefonat. Schon 15 Minuten später rief sie mich wieder an und vermeldete Erfolg. Sie berichtete: *Durch das kleine ambulant einsetzbare Gerät WeWoThom Premium verschwanden die heftigen Monatsschmerzen nach 15 Minuten vollkommen!*
Das war der Start zur weiteren Verbreitung dieses Verfahrens bei Frauen mit Monatsschmerzen. Fernsehbeiträge in RTL sorgten für Verbreitung der Information, auf die ca. 25 % der Frauen warten.

Ich schätze, dass bis heute seit der Bereitstellung des ersten mir bekannt gewordenen Hochton-Frequenz-Therapie-Gerätes, das war das WaDiT® im Jahre 1994, mehr als 2,2 Millionen Patientenbehandlungen in Deutschland durchgeführt wurden. Dazu kommen die Behandlungen von Schmerzpatienten in den Ländern

Schweiz, Österreich, Spanien, Polen, Korea, Iran, USA, Israel und Brasilien, wo das Verfahren auch schon wachsende Verbreitung findet.

Meine Protokolle, Brief-Sammlungen, unzähligen Telefongespräche und E-Mails zeugen mit ihrer Vielzahl von Mitteilungen der Patienten, denen schon sehr gut geholfen wurde.

## Wie funktioniert Hochton-Frequenz-Therapie?

Das Verfahren arbeitet mit elektromagnetischen Frequenzen im Bereich zwischen ca. 4.000 und 12.000 Hertz. Im Gegensatz zur herkömmlichen Elektrotherapie erzeugt Hochton-Frequenz-Therapie **keine Ionisation in den Zellen**.

**Die mit sonst üblicher Ionisation verbundene schädliche Erwärmung und Trennung von Zellbestandteilen entfallen.**

Die Frequenzen gelangen über die Elektroden und die Zellen der äußeren Haut tiefer in das menschliche Gewebe und breiten sich dort aus. Erregbare Nerven- und Muskelzellen geben diese Frequenzen stark vervielfacht weiter an benachbarte Zellen. Dadurch werden wiederum Millionen Zellen getroffen, die Gleiches tun und die Frequenzen an viele benachbarte Zellen weitergeben. Moleküle und Zellbestandteile bewegen sich in der Frequenz der über die Elektroden des Gerätes zugeführten Schwingungen in komplizierten Formen der Oszillation, Drehung, Schwingung und In-sich-Verdrehung. Diese Bewegungen (Vibrationen) sind jedoch nicht mit einem Fortbewegen der Zellbestandteile verbunden. Die Komponenten bewegen sich quasi am Ort (vibrieren).

Die vom Hochton-Frequenz-Therapie-Gerät angeregten Bewegungsformen entsprechen voll und ganz dem natürlichen Verhalten gesunder Gewebezellen im Menschen, die dort ohne jegliche technische Geräteunterstützung beim Gesunden stattfinden.

Bei diesen komplexen Zellschwingungen, die auch als "Schütteln" oder „Vibrieren" der Zellen verstanden werden können, erfolgen bevorzugt natürliche Zellkommunikation und Stoffwechselprozesse. Durch den Elektrolytübergang und Ladungsträgeraustausch von Zelle zu Zelle wird deren Versorgung und Entsorgung gesteuert.

Die verbesserte Zellkommunikation hilft erkrankten Zellen, sich durch erhöhte Energiezufuhr energetisch zu stärken. Nährstoffe werden aufgenommen (Übergang der Elektrolyte), Reparaturprozesse in Gang gesetzt und Stoffwechselprodukte werden abgegeben.

Dem Körper kann auf natürlichem Wege mittels Selbsthilfe geholfen werden. Dabei erfolgt die Hilfe sowohl bei akuten als auch bei chronischen Schmerzen. Schmerzhafte Entzündungen klingen zeitnah ab und führen insbesondere bei Lumbalgie (Hexenschuss oder Vorstufe des Bandscheibenvorfalls), begleitet von heftigen Rückenschmerzen, zu kompletter Schmerzfreiheit oder zumindest Linderung der Schmerzen. Gleiches gilt bei Gelenkschmerzen, Nervenschmerzen, Monatsschmerzen und Sportverletzungen.

## Welche Vorzüge und Erfolge hat die Behandlung von Schmerzen mit WeWoThom® Premium?

WeWoThom® Premium heißt das weltweit kleinste und effektivste Gerät zur Selbstbehandlung mittel Hochton-Frequenz-Therapie. Aufgrund der geringen Abmaße und Eigenschaften steht der diskret arbeitende gerade mal 15 Gramm leichte kleine Helfer dem Nutzer fast überall und jederzeit zur Verfügung.

Die wichtigsten Vorzüge der Selbstbehandlung mit WeWoThom® Premium sind:

- **unabhängig, ohne fremde Hilfe fast jederzeit und fast an jedem Ort bei Bedarf nutzbar**
- **relativ schnell eintretende Schmerzlinderung bzw. Schmerzfreiheit**
- **lang anhaltende Behandlungserfolge**
- **diskrete Trageweise unter der Bekleidung, nicht sichtbar für andere**
- **einfache Anwendbarkeit**
- **bis zu 500 Behandlungsstunden ohne Batteriewechsel**

Diese Studie, und damit die Ermittlung der Erfolgsquote für die Patienten mit Rückenschmerzen, Gelenkschmerzen oder Nervenschmerzen stützt sich sowohl auf Ergebnisse mit stationären Geräten der Hochton-Frequenz-Therapie als auch auf Berichte derjenigen Patienten, die WeWoThom® Premium zur Selbstbehandlung genutzt haben. Allein bei Rückenschmerzen in Verbindung mit Lumbalgie wurde in Deutschland das Verfahren der Hochton-Frequenz-Therapie ca. 1,2-millionenfach eingesetzt. Restliche ca. 1.000.000 Behandlungen erfolgten für Patienten mit Gelenk- oder Nervenschmerzen sowie bei Monatsschmerzen und Sportverletzungen. Dabei wurden stationäre Geräte oder das mobile WeWoThom® Premium eingesetzt.


## RÜCKENSCHMERZEN

## Wie ergeht es Patienten mit Rückenschmerzen?

Den Patienten mit Rückenschmerzen brauche ich sicher deren Schmerzen nicht sonderlich ausschweifend zu beschreiben, da sie ihre Rückenschmerzen mit allen negativen Auswirkungen sicher schon über Gebühr ertragen mussten.
Eine Studie aus Bochum (2) hat übrigens festgestellt, dass 57 % der über Vierzig-Jährigen in Deutschland irgendwann unter Rückenschmerzen oder Gelenkschmerzen zu leiden haben.
Professor Grönemeyer (3) berichtet in seinem „Mein Rückenbuch" darüber, dass der Rücken die „Hitliste" der krankheitsbedingten Arbeitsausfälle anführt. Zu viele Menschen müssen trotz High-Tech Medizin unter Rückenschmerzen jahrelang leiden. Meistens setzen die Rückenschmerzen plötzlich und unverhofft ein. Wir

kennen alle den Begriff „Hexenschuss". Er beschreibt anschaulich, dass es einem regelrecht in den Rücken „schießt".

Für viele Patienten beginnt dann ein Leidensweg, der Tage, Monate, ja oft sogar Jahre fortdauert. Beinahe ständig Schmerzen, eingeschränkte Beweglichkeit, Passivität und demzufolge Initiativlosigkeit gehören zum Alltag. Und leider bringen Arztbesuch, Medikamenteneinnahme oder andere selbst verordnete Maßnahmen, wie zum Beispiel strenge Bettruhe, über viele Tage nichts oder zu wenig, als dass wir sagen könnten, es habe geholfen.

Von denjenigen Bekannten, die sich der Operation der Wirbelsäule unterzogen haben, kennen wir nur ganz wenige, bei denen dieser aufwendige und mit Risiken verbundene operative Eingriff geholfen hat. Oftmals hören wir, dass die Schmerzen nach der Operation sogar zugenommen haben. In Deutschland werden vielfach mehr Rücken-Operationen durchgeführt als im internationalen Maßstab, die Problematik der Rückenleiden hat man dadurch jedoch nicht besser als im Ausland in den Griff bekommen.

Wenn wir das hören und von Rückenschmerzen betroffen sind, so ertragen wir dann schon eher mal eine Rückenschmerzen-Attacke, die uns zu Bewegungslosigkeit und Angstschweiß treibt, als dass wir die Risiken einer Operation auf uns nehmen.

Ähnlich ist es mit der Medikamenteneinnahme, die zu Nebenwirkungen führt. Viele Patienten mussten mit Medikamenten feststellen, dass diese folglich zu ernsthaften Erkrankungen anderer Organe führten. So erging es auch Frau Schneider, bei der die Einnahme von Schmerzmedikamenten zu einer Lebererkrankung führte. Frau Schneider berichtet darüber in einem Video, was über http://ullrich-mtc.de/keine-nebenwirkungen/ betrachtet werden kann.

In Arztpraxen, Krankenhäusern, Physiotherapie-Praxen und bei Heilpraktikern stellt der leidgeprüfte Patient mit Rückenschmerzen leider fest, dass das Repertoire der Behandlungen schnell ausgeschöpft, jedoch die Schmerzen nicht zu Ende sind.

Aber es gibt ja noch Hoffnung für Schmerzpatienten, insbesondere bei Rückenschmerzen, zu höherer Lebensqualität ohne Schmerzen zurück zu finden. Innovative Ingenieure, Physiker und Ärzte haben die schon vor 101 Jahren theoretisch beschriebene Hochton-Frequenz-Therapie in die Praxis umgesetzt, und nutzen sie erfolgreich. Damit stehen Patienten mit Rückenschmerzen Behandlungsmöglichkeiten zur Verfügung, die wirkungsvoll, nachhaltig und nebenwirkungsfrei sind.

# Wie wird die Schmerztherapie für den Rücken eingesetzt?

Je nach verwendeter Medizintechnik werden 4 oder 2 Elektroden eingesetzt. In Abbildung 1 sehen wir den Einsatz eines stationären Gerätes mit 4 Elektroden. Die Behandlung der Patienten erfolgt in Arzt-, Heilpraktiker-, Physiotherapie-Praxen oder Krankenhäusern.

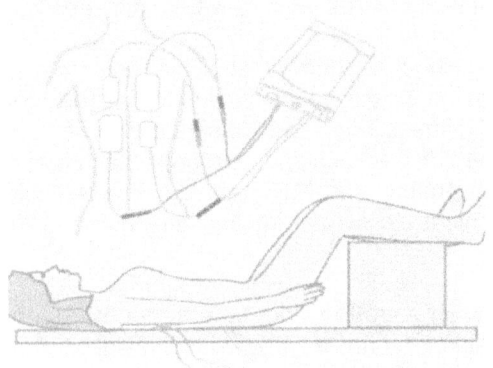

**Abbildung 1:** Rückenbehandlung mit stationärem Gerät

Der Patient wird üblicherweise liegend in 10 einstündigen Behandlungen täglich therapiert. In Abbildung 1 ist die Positionierung der 4 Elektroden unter dem liegenden Patienten dargestellt. Das verwendete stationäre Gerät „**AgilPro®**" wird vom integrierten Computer gesteuert. Das stationäre „**WaDiT®**" arbeitet autonom ohne separaten Computer. Ebenso ist es mit dem Gerät „**HiTop®**".

Verwendet der Patient zur Selbstbehandlung ein miniaturisiertes Gerät „**WeWoThom® Premium**" zur mobilen Behandlung, so trägt er das Gerät am Rücken diskret unter der Kleidung und geht seinen üblichen täglichen Verrichtungen nach.

Abbildung 2 zeigt zwei Beispiele für den Einsatz des kleinen Helfers am Rücken einer Patientin an unterschiedlichen Positionen.
Die Behandlungszeit beträgt je nach Bedarf mehrere Stunden bis zu Tagen. Während der Behandlung ist der Patient in keiner Weise beeinträchtigt. Da das WeWoThom® Premium unbemerkt und ohne Beeinträchtigung des Tagesablaufs oder des Nachtschlafs eingesetzt werden kann, wird es diskret unter der Kleidung verwendet, ohne dass es von anderen Personen bemerkt wird. WeWoThom® Premium ist nicht viel größer als eine Zwei-Euro-Münze und steht dem Patienten bei Bedarf überall und jederzeit zur Verfügung. Es ist das weltweit kleinste und effektivste Gerät.

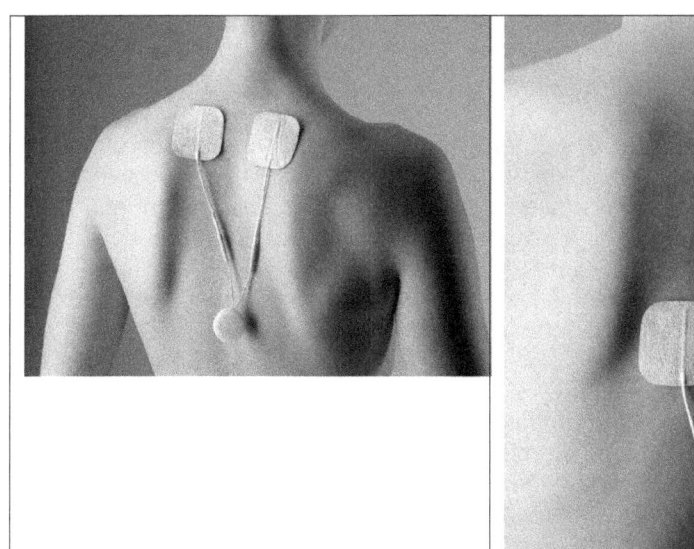
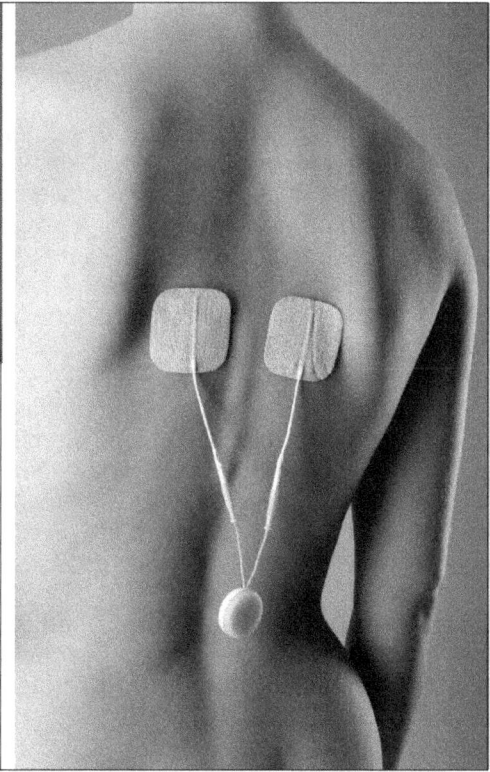

**WeWoThom® Premium zur Behandlung von Rückenschmerzen**

Das kleinste Hochton-Frequenz-Therapiegerät der Welt, das WeWoThom® Premium, ist diskret unter der Kleidung zu tragen und erlaubt dem Patienten der täglichen Verrichtung unbeeinträchtigt nachzugehen.

## Was passiert im Rücken?

**Der Patient fühlt sich schon kurz nach Beginn der Behandlung besser, und meistens führt der Einsatz der Technik schon nach kurzer Zeit zur Schmerzfreiheit.**

Die Behandlung mit der Hochton-Frequenz-Therapie löst bio-elektrische und bio-chemische Wirkungen im menschlichen Gewebe zugleich aus.
Die **bio-elektrische Wirkung** (auch bio-physiologische Wirkung) führt zu verbesserter Zellkommunikation, der Verbesserung des Zusammenwirkens der Zellen. Die Nervenzellen bekommen ihre ursprüngliche funktionelle Verbindung zurück, wodurch Reparaturprozesse zum rasanten Abbau der schmerzhaften Entzündung eingeleitet werden und deren Abbau langfristig aufrecht erhalten bleibt.

Die **bio-chemische Wirkung** (Stoffwechselwirkung) zeigt sich durch die Generierung von Zellnährstoffen in den Zellen und den vermehrten Abtransport von nicht mehr benötigten Stoffwechselprodukten aus dem Zellverband. Das

Knorpelgewebe wird durch diese bio-chemischen Vorgänge in seiner Elastizität verbessert, die Rückenmuskulatur wird gelockert, und angeschwollene Nerven verringern ihr Volumen und bekommen wieder genügend Raum, dass sie nicht mehr mechanisch gereizt werden.

Die Verbesserung der Elastizität des Knorpelgewebes erfolgt hauptsächlich durch vermehrte Einlagerung von Wassermolekülen. Somit kann der Knorpel seine Aufgabe als „Stoßdämpfer" wieder erfüllen und schmerzhaftes Zusammentreffen von Knochen und Nerven verhindern. Durch Entzündungs- und damit Schmerzverminderung einerseits und Verbesserung der Stoßdämpferfunktion andererseits wird der Patient schnell wieder mobil. Die den Patienten bis dahin beeinträchtigenden Schmerzen sind verschwunden.

Endlich schmerzfrei geworden, kann er sich besser und häufiger bewegen. Schon- und Fehlhaltungen des Patienten entfallen. Die Rückenmuskulatur wird wieder normal belastet und durch die ungehemmte schmerzfreie Bewegung besser trainiert. Bei diesen nun schmerzfreien Bewegungen wird das Bindegewebe (Knorpelgewebe) ganz natürlich gewalkt, was zur weiteren Aufrechterhaltung des Stoffwechsels und der Elastizität des Gewebes führt. Somit erhält sich der schmerzfreie und für Bewegungen komfortable Zustand des Patienten dauerhaft.

**Es sei hiermit ganz deutlich darauf hingewiesen, dass durch diese Behandlung nicht etwa nur der Schmerz ausgeschaltet wird. Hier geht es bei der Hochton-Frequenz-Therapie eindeutig um erfolgreiche Bekämpfung der Ursachen des Schmerzes.**

Die klinischen Studien mit stationären Geräten berichten von Erfolgen in **79 % - 87 %** der Fälle (4, 5). Bei den Patientenberichten über Selbstbehandlungen können wir nur die bei uns eingegangenen Rückmeldungen von Patienten bewerten. Die Erfolgsquote bei Selbstbehandlung beträgt **83 %**. Alle Patientenberichte erfolgten freiwillig oder auf eigene Initiative. Die Gesamtzahl der Patientenberichte beträgt 400.

**Tabelle 1:**
**Ergebnisse bei Rückenschmerzen, Angaben in %**

| Schmerzeinstufung nach der Behandlung | mehr Schmerz | unveränderter Schmerz | weniger Schmerz | kein Schmerz |
|---|---|---|---|---|
| **Stationäre Geräte** | 0 | 16 | 25 | 59 |
| **Mobiles Gerät WeWoThom® Premium** | 0 | 18 | 22 | 61 |

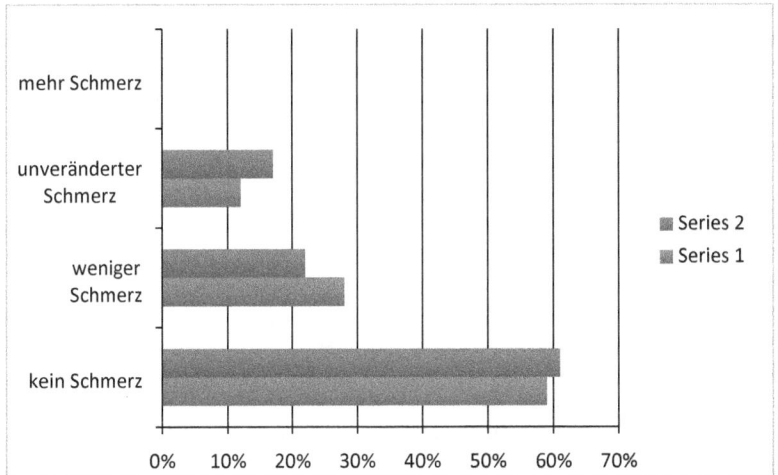

**Abbildung 3:** Behandlungsergebnisse bei Rückenschmerzen (stationäre und mobile Geräte). Die Ergebnisse mit stationären Geräten sind in Datenreihe 1, die mit WeWoThom® Premium sind in der Datenreihe 2 dargestellt.

Die Beobachtung „mehr Schmerz" wurde von keinem Patienten nach der Behandlung angegeben. Das gilt sowohl für stationäre Geräte (Datenreihe 1) als auch für die Behandlungsergebnisse mit WeWoThom® Premium (Datenreihe 2).
Unveränderte Schmerzeinstufung wurde mit 18 % (mobil) und 16 % (stationär) ermittelt.
Weniger Schmerz wurde bei 22 % (mobil) und 25 % (stationär) erreicht. Kein Schmerz empfanden 61 % (mobil) und 59 % (stationär) der Patienten nach der Behandlung mit Hochton-Frequenz-Therapie in den von uns beobachteten Behandlungen mit WeWoThom® Premium (mobil) und WaDiT® (stationär).

Diskussion

Natürlich können wir keine 100 %-Erfolge erreichen. Dazu ist die Pathophysiologie in Verbindung zu Rückenschmerzen zu komplex. Gerade deshalb erfreuen uns diese Erfolge sehr, zumal sie **ohne** Medikamenten-Nebenwirkungen erreicht wurden und sich bezüglich des Erfolgs neben bestehenden Methoden (Operation, Medikamente, TENS u.a.) durchaus sehen lassen können.

# GELENKSCHMERZEN

## Wie ergeht es Patienten mit Gelenkschmerzen?

Die 2005 erschienene Studie aus Bochum (2) hat übrigens festgestellt, dass 57 % der über Vierzig-Jährigen in Deutschland jemals unter Rückenschmerzen oder Gelenkschmerzen zu leiden haben. Dabei haben die Gelenkschmerzen einen großen Anteil. Gelenkschmerzen scheinen den Patienten noch mehr als die Rückenschmerzen zu beeinträchtigen. Knie-, Schulter-, Hüft-, Ellenbogen-, Fuß- und Fingergelenkschmerzen sind die mir am häufigsten angetragenen Einsätze der Hochton-Frequenz-Therapie. Dabei haben Knie-, Schulter- und Hüfterkrankungen offensichtlich die Führungsposition.

Die Erkrankungen der Gelenke, verbunden mit erheblichen Schmerzen, beeinträchtigen die Betroffenen in ihrer Mobilität und Leistungsfähigkeit dermaßen, dass dadurch Beruf, Freizeit und Familienleben stark leiden müssen. Wie viele Menschen sind wegen Knieschmerzen nicht mehr zur Ausübung ihres Berufs fähig.

Sie können keinen Sport mehr treiben, es leidet das Vereinsleben und gesellschaftliche Engagement, und die Familie muss viele Dinge des Alltags für den Betroffenen fürsorglich ausführen, da er es aufgrund der Schmerzen nicht selbst verrichten kann. Da sind der Einkauf, die Hausarbeit, Gartenarbeit und die Betreuung der Kinder oder Enkelkinder, die nicht mehr bewältigt werden können von jemandem, der Knieschmerzen hat. Schon am Treppensteigen kann es scheitern, da dabei zu starke Schmerzen auftreten. Somit fallen aufgrund einer Sache, nämlich wegen der Knieschmerzen, viele Dinge weg. Betroffenen droht mit fortschreitender Zeit gesellschaftliche Isolation, ein Niemandem zu wünschender Zustand.

Es würde hier den Rahmen sprengen, die Situation von Betroffenen mit Schulter-, Hüft-. Ellenbogen-, Fuß- und Fingerschmerzen auch noch genauer darzustellen. Generell deckt sich diese jeweils mit denen von Patienten mit Knieschmerzen und bedarf hier keiner genaueren Darstellung.

Ebenso wie bei Patienten mit Rückenschmerzen beginnt mit Gelenkschmerzen ein oftmals langer Leidensweg, der Tage, Monate, ja oft sogar Jahre fortdauert. Beinahe ständig Schmerzen, eingeschränkte Beweglichkeit, Passivität und demzufolge Initiativlosigkeit gehören zum Alltag.

Der Arztbesuch, die Medikamenteneinnahme oder andere selbst verordnete Maßnahmen, wie zum Beispiel strenge Bewegungslosigkeit, bringen keine Besserung und helfen nicht.

Von denjenigen Bekannten, die sich der Operation der Gelenke unterzogen haben, Knie- und Hüftoperationen führen die Reihe an, kennen wir nur ganz wenige, bei denen dieser aufwendige und mit Risiken verbundene operative Eingriff geholfen hat.

Viele Patienten können aus verschiedenen Gründen nicht operiert werden. Bestehende Stoffwechselerkrankungen (z.B. Diabetes Mellitus), Herz-Kreislauf-Erkrankungen, Narkoseunverträglichkeiten oder andere schwere Erkrankungen verbieten operative Eingriffe bei ihnen. Das kann auch schon durch verordnete Medikamenten bedingt sein.

Oftmals hören wir auch, dass die Schmerzen nach der Operation sogar zugenommen haben. In Deutschland werden mehr Knie- und Hüftoperationen durchgeführt als im internationalen Maßstab. Die Problematik der Gelenkschmerzen ist dadurch jedoch nicht besser als im Ausland.

**Wenn wir wüssten, dass es „harmlosere" und weniger riskante Behandlungen gibt als Operationen, würden wir diese sicher wählen.**

Ähnlich ist es mit der Medikamenteneinnahme, die zu Nebenwirkungen führt. Viele Patienten mussten mit Medikamenten feststellen, dass diese folglich zu ernsthaften Erkrankungen anderer Organe führten. So erging es auch, wie schon erwähnt, Frau Schneider, bei der Schmerzmedikamente gegen ihre Knieschmerzen zu einer Lebererkrankung führten. Frau Schneider berichtet darüber in einem Video, was über http://ullrich-mtc.de/keine-nebenwirkungen/ betrachtet werden kann.
Arztpraxen, Krankenhäuser, Physiotherapie-Praxen und Heilpraktiker kennen oftmals nicht alle neuen Methoden der Schmerztherapie für ihre leidgeprüften Patient mit Gelenkschmerzen. Das Repertoire bleibt oft auf Medikamentengaben beschränkt und reicht nicht aus, dem Schmerz ein Ende zu bereiten.

**Erfreulicherweise entwickelt sich die Medizin, auch auf Grundlage der Entwicklungen der Medizintechnik, auch außerhalb der Pharmaproduktion sehr rasant.**

Daraus schöpft sich Hoffnung für Patienten mit Gelenkschmerzen, zu höherer Lebensqualität ohne Schmerzen zurück zu finden. Innovative Ingenieure, Physiker und Ärzte haben die schon vor 101 Jahren theoretisch beschriebene Hochton-Frequenz-Therapie kürzlich in die Praxis umgesetzt, und nutzen sie erfolgreich. Damit stehen Patienten mit Gelenkschmerzen die Behandlungsmöglichkeiten zur Verfügung, die wirkungsvoll, nachhaltig und nebenwirkungsfrei sind.

In diesem E-Book wird versucht, medizinisches Fachpersonal und Patienten über den Fortschritt zu informieren. In unserer Welt, in der sich das Wissen der Medizin alle 5 Jahre verdoppelt, ist es besonders dringend notwendig, Informationen über Neurungen zu erhalten. **Erst durch die Information kann es vermehrtes anwendbares Wissen bei Fachkräften und Patienten geben.**

# Wie wird die Schmerztherapie für Gelenke eingesetzt?

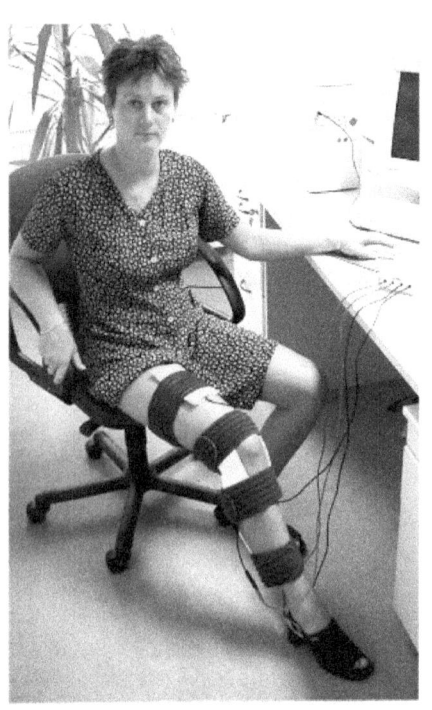

Je nach verwendeter Gerätetechnik werden 4 oder 2 Elektroden eingesetzt. In Abbildung 4 sehen wir den Einsatz eines stationären Gerätes mit 4 Elektroden. Die Behandlung der Patienten erfolgt in Arzt-, Heilpraktiker-, Physiotherapie-Praxen oder Krankenhäusern. Das verwendete stationäre Gerät „**AgilProl**®" wird vom integrierten Computer gesteuert. Das stationäre „**WaDiT**®" arbeitet autonom ohne Computer. Ebenso ist es mit dem Gerät „**HiTop**®". Generell erfolgt die Behandlung in 10 einstündigen Sitzungen in der medizinischen Einrichtung.

**Abbildung 4: Behandlung bei Knieschmerzen infolge Gonarthrose mit dem stationären Gerät AgilPro®**

Verwendet der Patient zur Selbstbehandlung ein miniaturisiertes und somit mobiles Gerät „**WeWoThom® Premium**" zur Behandlung, so trägt er das Gerät am Gelenk diskret unter der Kleidung und geht seinen üblichen täglichen Verrichtungen nach.

Abbildungen 5 bis 9 zeigen Beispiele für den Einsatz des kleinen Helfers an der Schulter, an der Hüfte, am Knie, am Fuß oder am Handgelenk.

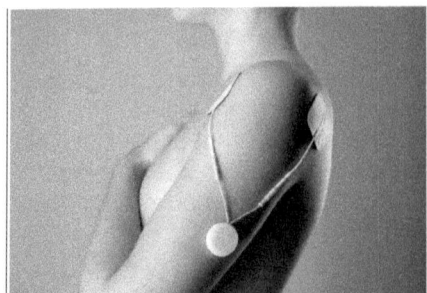

**Abbildung 5: Behandlung der Schulter**

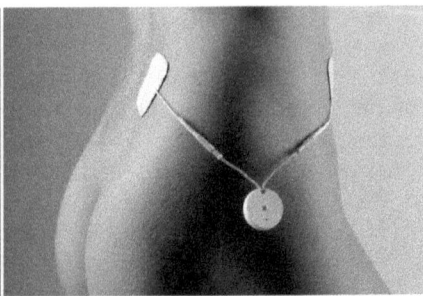

**Abbildung 6: Behandlung der Hüfte**

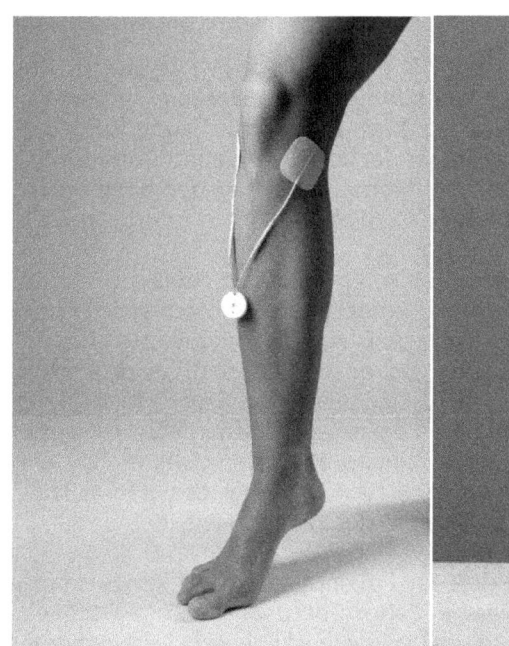 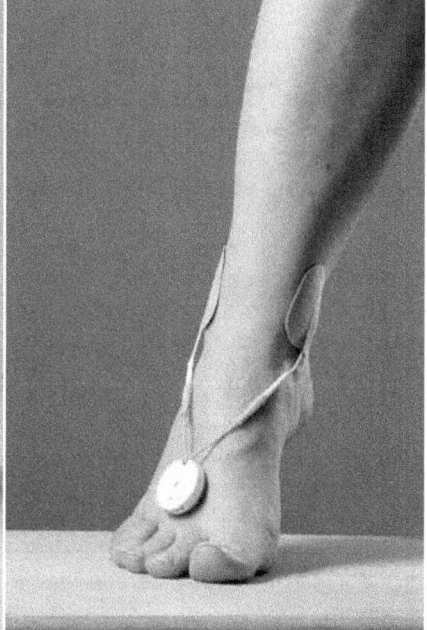

**Abbildung 7:** Behandlung des Knies     **Abbildung 8:** Behandlung des Fußes

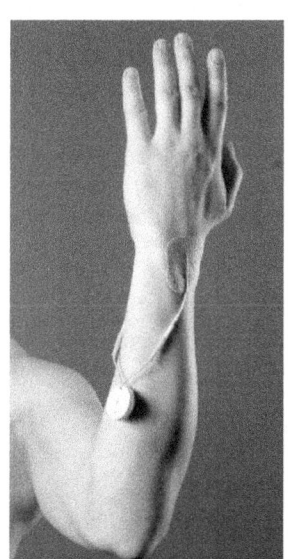

Die Behandlungszeit beträgt wie bei der Behandlung von Rückenschmerzen je nach Bedarf mit dem mobilen Gerät WeWoThom® Premium mehrere Stunden bis zu Tagen. Während der Behandlung ist der Patient in keiner Weise beeinträchtigt. Da das WeWoThom® Premium unbemerkt und ohne Beeinträchtigung des Tagesablaufs oder des Nachtschlafs eingesetzt werden kann, wird es diskret unter der Kleidung verwendet, ohne dass es von anderen Personen bemerkt wird. WeWoThom® Premium mit seinen nur 15 g Masse ist nicht viel größer als eine Zwei-Euro-Münze und steht dem Patienten bei Bedarf überall und jederzeit zur Verfügung. Es ist das weltweit kleinste und effektivste Gerät.

**Abbildung 9:** Behandlung des Handgelenks

**Selbst Patienten, die jahrelange Gelenkschmerzen ertragen mussten, stellvertretend für alle Gelenkschmerzen sei hier wieder nur vom Knie die Rede, fühlen sich oft schon nach der ersten oder zweiten Behandlung wohl. Meistens sind sie schmerzfrei oder haben deutliche Linderung der Schmerzen gegenüber dem Zustand vor der Behandlung.**

Ergänzend zur Beschreibung der Ereignisse im Rücken gilt hier folgendes:
Die Hochton-Frequenz-Therapie führt zum verbesserten Stoffwechsel im Knie, insbesondere im noch existierenden Knorpel. Durch die Frequenzen werden nicht mehr nötige Stoffwechselprodukte abtransportiert und hauptsächlich Wasser-Moleküle im Knorpelgewebe eingelagert. Das führt zur Wiederherstellung der vollen Elastizität des bestehenden Knorpels. Der erhält seine Stoßdämpferfunktion zurück und verhindert somit den direkten Kontakt des knöchernen Gewebes. Entzündungen als Ursache des Schmerzes werden abgebaut und ungehemmtes Bewegen des Knies ist wieder möglich.

Es wird quasi der Zustand wieder erreicht, den der Patient hatte, bevor der Schmerz eintrat. Sicher war der Knorpel bereits lange Jahre vor dem Arthrose-Schmerz verlustig gegangen, z.B. in der Kindheit bei einem Sturz. Erst im höheren Erwachsenen-Alter machte sich der Zustand aufgrund nachgelassener Stoßdämpferfunktion des Knorpels schmerzhaft bemerkbar. Die Bewegungs-einschränkung aufgrund des Schmerzes verschlechterte diese Funktion fortschreitend. Die nun erfolgte Reparatur der Funktion schafft Bewegung, die wiederum den Stoffwechsel und damit Elastizität aufrecht erhält.
Weitere Einzelheiten entsprechen den bereits bei Rückenschmerzen beschriebenen (siehe Seite 10).

Endlich schmerzfrei geworden, kann er sich ab sofort besser bewegen. Schon- und Fehlhaltungen des Patienten entfallen als Ursache der Belastung anderer Gelenke. Somit erhält sich der schmerzfreie und für Bewegungen komfortable Zustand des Patienten auf Dauer.

**Es sei hiermit ebenso wie bei der Rückenschmerz-Behandlung darauf hinge-wiesen, dass durch diese Behandlung nicht etwa nur der Schmerz ausge-schaltet wird. Es geht bei der Hochton-Frequenz-Therapie eindeutig um erfolgreiche Bekämpfung der Ursachen des Schmerzes.**

---

Die klinischen Studien mit stationären Geräten anderer Anwender berichten bei Gelenkerkrankungen von Erfolgen in **68 % - 89 %** der Fälle (6, 7). Bei den uns vorliegenden Patientenberichten mit stationären Geräten und mit Selbstbehandlungen können wir nur die bei uns eingegangenen Rückmeldungen von Patienten bewerten. Die Erfolgsquote bei Selbstbehandlung beträgt **90 %**. Alle Patientenberichte erfolgten freiwillig oder auf eigene Initiative. Die Gesamtzahl der Patientenberichte beträgt 230.

---

## Tabelle 2:
Ergebnisse bei Gelenkschmerzen, Angaben in %

| Schmerzeinstufung nach der Behandlung | mehr Schmerz | unveränderter Schmerz | weniger Schmerz | kein Schmerz |
|---|---|---|---|---|
| Stationäre Geräte | ca. 0 | 8 | 17 | 74 |
| Mobiles Gerät WeWoThom® Premium | ca. 0 | 9 | 11 | 79 |

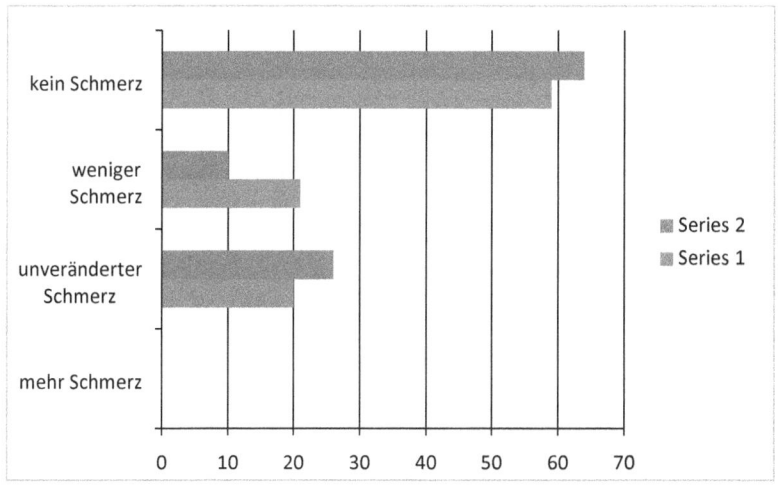

**Abbildung 10:** Behandlungsergebnisse bei Gelenkschmerzen (stationäre und mobile Geräte). Die Ergebnisse mit stationären Geräten sind in Datenreihe 1, die mit WeWoThom® Premium sind in der Datenreihe 2 dargestellt.

Die Beobachtung „mehr Schmerz" wurde von jeweils einem der Patienten nach der Behandlung angegeben. Aufgrund der prozentualen Angabe und Rundung reduziert sich dieses auf 0 %. Das gilt sowohl für stationäre Geräte (Datenreihe 1) als auch für die Behandlungsergebnisse mit WeWoThom® Premium (Datenreihe 2).
Unveränderte Schmerzeinstufung wurde mit 9 % (mobil) und 8 % (stationär) ermittelt. Weniger Schmerz wurde bei 11 % (mobil) und 17 % (stationär) erreicht. Kein Schmerz empfanden 79 % (mobil) und 74 % (stationär) der Patienten nach der Behandlung mit Hochton-Frequenz-Therapie in den von uns beobachteten Behandlungen mit WeWoThom® Premium (mobil) und WaDiT® (stationär).

Diskussion
Natürlich können wir keine 100 %-Erfolge erreichen. Dazu ist die Pathophysiologie in Verbindung mit Gelenkschmerzen zu komplex. Die jeweils bei einem Patienten aufgetretenen Schmerz-Zunahmen werden dadurch erklärt, dass es sich um Meniskusschäden im Knie gehandelt haben muss. Hier ist die Hochton-Frequenz-Therapie ungeeignet und nicht indiziert.

# NERVENSCHMERZEN

## Wie ergeht es Patienten mit Nervenschmerzen?

Neuralgie ist das medizinische Fachwort für Nervenschmerzen. Jeder Mensch mit Nervenschmerzen sucht nach einer Lösung, wie er so schnell wie möglich von diesen oft unerträglichen Schmerzen weg kommt. Jede Bewegung, Anspannung oder gar Berührung ist kaum auszuhalten. Medikamente helfen nur begrenzt oder gar nicht, sind jedenfalls aufgrund der Nebenwirkungen gefürchtet.

Bloß wie soll es weitergehen, zum Beispiel mit zu erleidender Trigeminusneuralgie? Die Trigeminusneuralgie ist begleitet durch einen deutlichen, kaum auszuhaltenden Schmerz im Gesicht. Meistens ist eine Gesichtshälfte betroffen. Es kann aber auch gleichzeitig beide betreffen.

Es ist oft nicht mehr auszuhalten für den Betroffenen. Selbst eine leichte Berührung mit dem Besteck beim Essen bedeutet einen äußerst starken durchdringenden stechenden Schmerz. Die Trigeminusneuralgie steht hier stellvertretend für alle weitere Nervenleiden, wie
z.B. Glossopharyngeusneuralgie, Nasoziliarisneuralgie (Charlin-Syndrom), Aurikulotemporalisneuralgie (Frey-Syndrom), Sluderneuralgie, Intermediusneuralgie, Ischialgie („Ischias"), Karpaltunnel-Syndrom, Laryngeus-Superior-Neuralgie, Morton-Neuralgie, Spermatikus-Neuralgie, Ulnarisrinnen-Syndrom („Musikantenknochen").

**Die Schmerzen, die bei der Trigeminusneuralgie auftreten, gehören zu den stärksten für den Menschen vorstellbaren Schmerzen.**

Sie werden häufig auf einer Schmerzskala von 0 bis 10 mit der höchsten Stufe angegeben. Umso erfreulicher ist es, dass es mit WeWoThom® Premium, dem weltweit kleinsten und effektiven Helfer möglich sein kann, Ihre Schmerzen zu beseitigen. Und wieder "schmerzfrei leben" brächte dann Lebensqualität für Sie zurück.

Dadurch, dass keine Medikamente benötigt werden, sondern nur die natürlichen Frequenzen des WeWoThom® Premium wirken, sind Nebenwirkungen nicht zu befürchten. Es lohnt sich schon allein durch Risikoabschätzung und Kostenvergleich, vor jeder neurochirurgischen Operation oder Strahlentherapie die Hochton-Frequenz-Therapie zu testen.

## Wie wird die Schmerztherapie gegen Nervenschmerzen eingesetzt?

Bei Nervenschmerzen, hier soll stellvertretend stets nur von der Trigeminusneuralgie gesprochen werden, kommt entweder ein stationäres Gerät oder das mobile WeWoThom® Premium zum Einsatz. Abbildung 11 zeigt einen Patienten mit WeWoThom® Premium.

Das Gerät kann zur Selbstbehandlung eingesetzt werden und steht dazu aufgrund der Miniaturisierung jederzeit und fast an jedem Ort zur Verfügung. Viele Patienten berichten von schnell eintretenden Besserungen oder sogar Schmerzfreiheit.

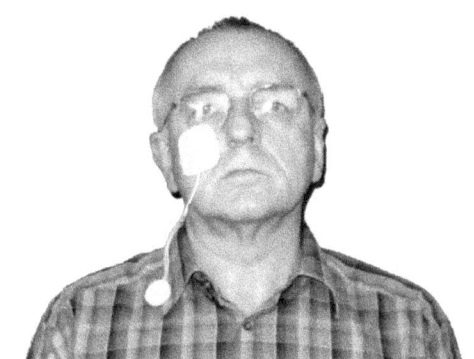

Abbildung 11: WeWoThom® Premium im Einsatz gegen Trigeminusneuralgie

## Was passiert bei den Nerven?

**Die Behandlung mit Hochton-Frequenz-Therapie, sei es mit einem stationären Gerät oder mit dem mobilen WeWoThom® Premium, kann schnell dazu führen, dass der Nerv seine Schwellung reduziert. Das beendet weiteren Reiz, bringt Erleichterung. Die Entzündung geht innerhalb weniger Minuten zurück. Auch hier sprechen wir von der bedeutsamen Funktion der Hochton-Frequenz-Therapie nicht nur gegen den Schmerz, sondern auch gegen dessen Ursachen.**

Bei den uns vorliegenden Patientenberichten mit stationären Geräten und mit Selbstbehandlungen können wir nur die bei uns eingegangenen Rückmeldungen von Patienten bewerten. Die Erfolgsquote bei Selbstbehandlung beträgt **74 %**. Mit stationären Geräten waren die Behandlungen in **80 %** erfolgreich. Alle Patientenberichte erfolgten freiwillig oder auf eigene Initiative. Die Gesamtzahl der Patientenberichte beträgt 88.

## Tabelle 3:
### Ergebnisse bei Nervenschmerzen, Angaben in %

| Schmerzeinstufung nach der Behandlung | mehr Schmerz | unveränderter Schmerz | weniger Schmerz | kein Schmerz |
|---|---|---|---|---|
| Stationäre Geräte | 0 | 20 | 21 | 59 |
| Mobiles Gerät WeWoThom® Premium | 0 | 26 | 10 | 64 |

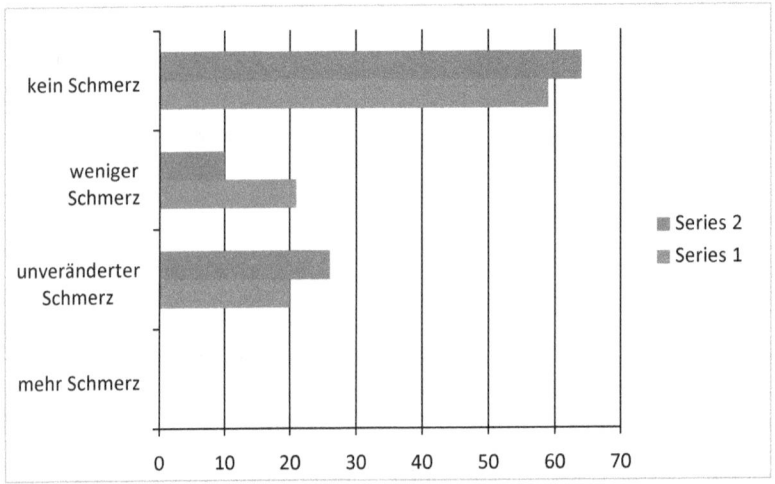

**Abbildung 12:** Behandlungsergebnisse bei Nervenschmerzen (stationäre und mobile Geräte). Die Ergebnisse mit stationären Geräten sind in Datenreihe 1, die mit WeWoThom® Premium sind in der Datenreihe 2 dargestellt.

Die Beobachtung „mehr Schmerz" wurde von keinem der Patienten nach der Behandlung angegeben. Das gilt sowohl für stationäre Geräte (Datenreihe 1) als auch für die Behandlungsergebnisse mit WeWoThom® Premium (Datenreihe 2). Unveränderte Schmerzeinstufung wurde mit 26 % (mobil) und 20 % (stationär) ermittelt.
Weniger Schmerz wurde bei 10 % (mobil) und 21 % (stationär) erreicht. Keinen Schmerz empfanden 64 % (mobil) und 59 % (stationär) der Patienten nach der Behandlung mit Hochton-Frequenz-Therapie in den von uns beobachteten Behandlungen mit WeWoThom® Premium (mobil) und WaDiT® (stationär).

### Diskussion
Die Erhebung bei nur 88 Patienten insgesamt liegt damit weit unter denen der Rückenschmerzen- und Gelenkschmerzen-Erhebungen. Das widerspiegelt auch somit die bei Nervenschmerzen aufgrund der geringen Bekanntheit des Verfahrens relativ geringere Verbreitung. Verglichen mit Veröffentlichungen anderer Studien ist diese Zahl jedoch bereits beachtlich.

## Wie ergeht es Patientinnen mit Monatsschmerzen und wie wird die Hochton-Frequenz-Therapie eingesetzt?

Monatsschmerzen sind Menstruationsbeschwerden. Gehören Sie auch zu den allmonatlich leidenden Frauen? Bei vielen Ihrer Leidensgefährtinnen beeinträchtigt der Schmerz während der bestimmten Tage das Leben sehr.

Muskelkrämpfe, starkes Ziehen und wiederkehrende Spasmen sorgen dafür, dass Sie gerade noch so über die Runden kommen und die "gewissen Tage" keine Freude bereiten. Die geforderte Leistung in Familie, Schule, Universität oder im Job ist einfach unter diesen Belastungen von Ihnen nicht zu erbringen. Das ist äußerst unangenehm, weil auch kaum jemand Verständnis für Ihre Lage hat. Was können Sie nur dagegen tun?

Bereits viele Frauen haben als Lösung ihr kleines WeWoThom® Premium zur Hand. Durch seine geringe Abmessung können sie den weltweit kleinsten und effektivsten Helfer einfach auf den Unterbauch mit den Haftelektroden befestigen, Kleidung wieder darüber ziehen und kein Mensch merkt etwas, während "Der Kleine" arbeitet. Mit dem WeWoThom® Premium werden Spasmen gelöst, Muskelkrämpfe beseitigt und schmerzhafte Entzündungen abgebaut. Das Ganze läuft von anderen Personen unbemerkt und relativ schnell ab. Anwenderinnen berichten mir, dass nach ca. 15 Minuten der Schmerz weg sei.

Sie können dann das kleine Gerät unbemerkt weiter arbeiten lassen oder es abnehmen und ausschalten. Sowie der Monatsschmerz wieder kommt, nehmen Sie den kleinen Helfer wieder zur Hand. Nicht viel größer als eine 2-Euro-Münze passt er gut ins Täschchen.

Dadurch, dass keine Medikamente benötigt werden, sondern nur die natürlichen Frequenzen des WeWoThom® Premium wirken, sind Nebenwirkungen nicht zu befürchten.

## Was passiert bei Monatsschmerzen?

Die Bereits schon bei Rückenschmerzen und Gelenkschmerzen beschriebenen bio-chemischen und bio-elektrischen Effekte gelten auch hier. Durch Zellkommunikation, Zellkoordination und Zellkooperation werden verletzte Zellen repariert, Entzündungen abgebaut sowie Muskelverspannungen und Spasmen stark reduziert. Das geschieht meistens innerhalb weniger Minuten unter dem Einfluss der elektromagnetischen Frequenzen der Hochton-Frequenz-Therapie.

**Die vorliegenden Ergebnisse stammen aus einer noch zu geringen Erhebung, sodass sie statistisch noch eine zu unbedeutende Aussage geben könnten. Spätere Erhebungen lassen eine Veröffentlichung dann sinnvoll erscheinen, wenn diese Zahl angewachsen ist.**

## Wie ergeht es Sportlern mit Verletzungen und wie wird die Schmerztherapie für Sportler eingesetzt?

Sportliche Betätigung kann zu Verletzungen aufgrund Überlastung oder Unfällen führen. Gelenktorsionen, Frakturen, Bänderüberdehnungen oder Bänderrisse, Hämatome oder Muskelfaserrisse sind häufig anzutreffende Beispiele. Alle sind mit Schmerzen verbunden. Beispielgebend soll hier vom Muskelfaserriss die Rede sein. Die anderen Indikationen unterscheiden sich in der Behandlung nur wenig.

Die nachfolgend hier beschriebene Situation bei einem Fußballspiel ist sicherlich schon tausendfach real eingetreten.
Ende der zweiten Halbzeit bleibt es bei dem vollen körperlichen Einsatz aller Fußballer, um das Spiel zu bestimmen, respektive den Ball zu behalten oder zu bekommen. Dazu wird sehr riskant eingegrätscht, auch aus dem vollen Lauf heraus. Die dabei beteiligten Sportler haben zwar vollen Einsatz aber schon nachlassende Beinmuskulatur-Beherrschung aufgrund der anhaltenden Belastung während der schon abgelaufenen Spielzeit. Somit kommt es durch den Körpereinsatz zu Muskelfaserrissen. Diese Traumen, auch wenn nur Mikrofasern betroffen sind, sind sofort sehr schmerzhaft und wirken üblicherweise mehrere Wochen auf den Sportler ein. Die Folge ist gewöhnlich ca. 12 Wochen Trainingsausfall für den Betroffenen. Das ist dann verbunden mit Rückgang der Muskulatur und Leistungsfähigkeit, die erst durch mühevolles Aufbautraining langwierig ausgeglichen werden können.

Durch Hochton-Frequenz-Therapie ist es möglich, die Ausfallzeit auf 12 bis 14 Tage zu reduzieren. Mir berichteten Sportler, dass sie nach nur 2 Tagen schon normale Bewegungen schmerzfrei ausführen konnten und nach 12 Tagen wieder voll ins Training einstiegen. Dabei ist die Verwendung des WeWoThom® Premium sogar während des Trainings- oder Wettkampfbetriebs möglich.
In http://ullrich-mtc.de/muskelfaserriss-behandeln/ wird der Ablauf in einem Video dargestellt.
Abbildung 11 zeigt die Positionierung des mobilen Gerätes WeWoThom Premium.

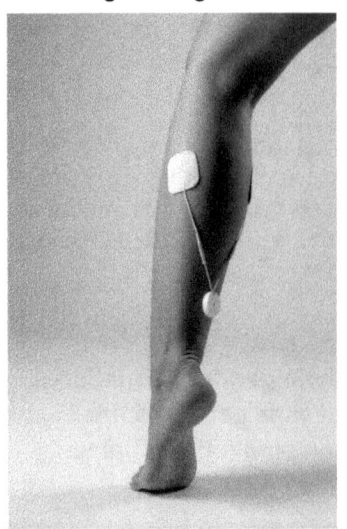

**Abbildung 11: WeWoThom® Premium im Einsatz gegen Muskelfaserriss**

## Was passiert mit den Verletzungen?

Nach dem Lesen von Beschreibungen der Vorgänge bei Rückenschmerzen, Gelenkschmerzen, Nervenschmerzen und Monatsschmerzen ist das Verständnis für die hier geltenden Abläufe und Vorgänge sehr einfach. Durch die über bio-chemische und bio-elektrische Effekte mit der Hochton–Frequenz-Therapie erreichten Vorgänge in und zwischen den Zellen (Zellkommunikation, Zellkoordination, Zellkooperation) werden Reparaturen der Zellen vorgenommen.

Es gilt: Die unverletzte Zelle hilft der benachbarten verletzten Zelle. Somit kommt es durch die damit verbundenen Entzündungsabbau, Zellnährstoffversorgung-, -Entsorgung und Abbau von Hämatomen und Schwellungen schnell wieder zu schmerzfreien Zuständen.

**Bemerkung: Es wird nicht nur der Schmerz, sondern auch deren Ursachen abgebaut und äußerst effektiv der (gesunde) Normalzustand erreicht.**

## Wie kommt der Patient zu seiner Behandlung mit AgilPro®, WaDiT® oder WeWoThom® Premium?

**Achtung:** Schmerzen können Anzeichen für verschiedene ernsthafte Erkrankungen sein. Den Patienten wird deshalb geraten, vor einer Selbstbehandlung einen Arzt zu konsultieren.

Ein Patient mit Schmerzen kann das stationäre Gerät nutzen, indem er sich bei einem Arzt, Heilpraktiker, Physiotherapeut oder im Krankenhaus zu jeweils einstündigen Behandlungen einfindet. Regulär erfolgt die Behandlung in 10 Sitzungen zu je einer Stunde täglich. Eine 10-Tages-Therapie mit einem stationären Gerät, täglich eine Stunde, kostet zwischen 350 und 600 Euro.

Patienten können auch das mobile miniaturisierte WeWoThom® Premium nutzen. Es ist über www.schmerzen-wastun.de zu erwerben. Der Kaufpreis ist mit 189,00 Euro inklusive Mehrwertsteuer, 2jähriger Garantie und Versandkosten ausgesprochen niedrig. Ins Ausland werden Versandkosten berechnet.

Das erworbene Gerät steht dann nicht nur den Patienten selbst, sondern auch bedürftigen Ehepartnern, Verwandten und Freunden zur Verfügung. Das WeWoThom® Premium eignet sich ebenfalls sehr gut für die Behandlung von Knie, Schulter, Hüfte oder anderen Erkrankungen in Gelenken sowie bei Monatsschmerzen oder Sportverletzungen.

# Nachwort

Der Autor freut sich über jede Rückmeldung der Leser dieses Reports oder Anwender der Hochton-Frequenz-Therapie. Über www.ullrich-mtc.de steht der Autor zur Beantwortung von Fragen zur Verfügung. Schließlich bedanke ich mich bei allen Patienten, die mit ihrem Mitteilungen und Berichten zu diesem Report beigetragen haben.

# Literatur

(1) Ullrich, W
Rückenschmerzen-Report: Die ganze Wahrheit über Hochton-Frequenz-Therapie. 2013, Reichenwalde, Dr. Ullrich Medizintechnik UG (haftungsbeschränkt)
(2) Bochumer Studie, Oktober 2005, letztmalig im Internet gesehen 2013.
(3) Grönemeyer, D
Mein Rückenbuch. Das sanfte Programm zwischen High Tech und Naturheilkunde. 2008, München, 5. Auflage, W. Goldmann Verlag
(4) Hansjürgens, A., M. Klotzbücher
Summary of clinical case studies utilizing Horizontal therapy for the treatment of 496 patients suffering from osteoarthritis lumbar pain and other conditions. 2002, The corean pain society p. 69 - 74
(5) Klotzbücher, M
122 Fallbeispiele bei der Behandlung mit Horizontal Therapie. 2000, Göttingen, 3. Jahrestagung der Horizontal Therapie.
(6) Zambito, A et al
Die klinische Bewertung einer neuen Form von Elektroanalgesie: Die Horizontal Therapie. 2004, Verona
(7) Hansjürgens, A
Horizontal-Therapie bei Arthrosen. Sonderdruck 2001, Karlsruhe
(8) Marchini, C et al
Die Horizontal Therapy in der Behandlung von Schmerzpathologien im Fuß des Athleten, 2003, Verona
(9) Hansjürgens, A
Neue Therapeutische Möglichkeiten mit der Horizontal Therapie. Anwendung bei zentralen spastischen Paresen und denervierten Muskeln. 2001, Göttingen